# BOOSTER SON SYSTÈME IMMUNITAIRE:

# Renforcez votre Corps et votre Esprit pour une Vie en Pleine Santé

Sylvain MILON

# SOMMAIRE

# INTRODUCTION

Dans notre monde moderne, où les défis de la vie quotidienne sont nombreux, il est essentiel de posséder un système immunitaire fort et résilient. Notre système immunitaire est notre ligne de défense naturelle contre les maladies, les infections et les agressions extérieures. Il est donc crucial de prendre soin de notre santé et de renforcer notre immunité pour mener une vie épanouissante et saine.

Ce livre, "Booster son Système Immunitaire", vous guidera pas à pas pour renforcer votre corps et votre esprit afin de développer une immunité puissante. En comprenant le fonctionnement de votre système immunitaire, vous serez en mesure de prendre les mesures nécessaires pour le soutenir et le booster. Ce livre vous propose des conseils pratiques, des informations scientifiquement prouvées et des techniques éprouvées pour vous aider à atteindre votre plein potentiel de santé.

Le premier chapitre, "Comprendre le Système Immunitaire: Le Fondement de la Santé", pose les bases en vous expliquant en détail le rôle essentiel du système immunitaire dans notre corps. Vous découvrirez comment il fonctionne, quels sont ses différents composants et comment il interagit avec notre environnement. En comprenant les mécanismes sous-jacents, vous serez mieux armé pour prendre soin de votre système immunitaire de manière proactive.

Le deuxième chapitre, "Alimentation Saine pour une Immunité Puissante: Les Clés d'une Santé Renforcée", explore le lien étroit entre notre alimentation et notre système immunitaire. Vous découvrirez les aliments bénéfiques qui renforcent l'immunité, ainsi que ceux qui peuvent la compromettre. Des conseils pratiques vous seront donnés pour adopter une alimentation équilibrée et nutritive, afin de fournir à votre corps les nutriments essentiels pour soutenir votre système immunitaire.

La suite des chapitres abordera d'autres aspects clés pour booster votre système immunitaire. Vous découvrirez l'importance du sommeil réparateur, de l'exercice physique régulier, de la gestion du stress et des émotions, de la connexion avec la nature et de la pensée positive. Ces chapitres vous fourniront des outils pratiques, des conseils d'experts et des témoignages inspirants pour vous aider à intégrer ces habitudes bénéfiques à votre quotidien.

Rejoignez-moi dans ce voyage pour booster votre système immunitaire. Ensemble, nous allons explorer les moyens de renforcer votre corps et votre esprit, d'adopter des habitudes de vie saines et de cultiver une immunité durable. Préparez-vous à découvrir une nouvelle perspective sur la santé et à embrasser le potentiel de votre système immunitaire pour vivre une vie pleine de vitalité et de bien-être.

# CHAPITRE 1: "COMPRENDRE LE SYSTÈME IMMUNITAIRE: LE FONDEMENT DE LA SANTÉ"

Notre système immunitaire, ce gardien invisible de notre corps, est bien plus qu'un simple mécanisme de défense. Il est le pilier fondamental de notre santé et de notre bien-être global. Imaginez-le comme un bouclier protecteur, constamment en alerte pour prévenir les intrusions indésirables et combattre les menaces qui pourraient compromettre notre équilibre vital.

Mais que savons-nous réellement de ce système extraordinaire qui travaille sans relâche pour notre survie ? Il est temps d'explorer les profondeurs de notre système immunitaire et de comprendre son rôle essentiel dans notre existence.

Au cœur même de notre corps, le système immunitaire est composé d'un réseau complexe d'organes, de tissus et de cellules, chacun jouant un rôle crucial dans la protection de notre santé. Notre moelle osseuse produit les cellules souches qui donneront naissance à nos soldats immunitaires, les globules blancs. Ces vaillants combattants se trouvent dans tout notre organisme, prêts à intervenir dès qu'un danger se présente.

Parmi ces cellules, nous trouvons les macrophages, les gardiens vigilants qui patrouillent dans notre corps, engloutissant les envahisseurs et nettoyant les débris. Les lymphocytes, quant à eux, sont les commandants en chef de notre système immunitaire, coordonnant les attaques ciblées contre les agents pathogènes. Ils se divisent en deux catégories : les lymphocytes B, responsables de la production d'anticorps spécifiques, et les lymphocytes T, qui éliminent les cellules infectées.

Mais notre système immunitaire ne se limite pas à ces cellules. Il compte également sur des organes clés tels que la rate, qui filtre notre sang et détecte les menaces, et les ganglions lymphatiques, qui servent de centres de communication où les cellules immunitaires échangent des informations vitales. Ces organes, en symbiose parfaite, assurent la coordination et la réactivité de notre système immunitaire.

Pourtant, il ne s'agit pas seulement d'une armée de cellules en action. Notre système immunitaire est également doté d'une mémoire extraordinaire. Il est capable de reconnaître les intrus qu'il a déjà rencontrés, ce qui lui permet de réagir plus rapidement et plus efficacement lors de futures attaques. C'est ainsi que les vaccins fonctionnent, en entraînant notre système immunitaire à reconnaître et à combattre spécifiquement les agents pathogènes.

Au-delà de la science, il est important de comprendre l'aspect émotionnel de notre système immunitaire. Nos pensées, nos émotions et notre état d'esprit peuvent influencer son fonctionnement. Le stress, par exemple, peut affaiblir notre système immunitaire, le rendant plus vulnérable aux maladies. En revanche, des émotions positives, telles que la gratitude et la joie, peuvent renforcer notre immunité et favoriser une santé optimale.

Comprendre notre système immunitaire revient à saisir la magie de notre existence. C'est reconnaître l'incroyable capacité de notre corps à se défendre et à se régénérer. C'est prendre conscience que nous avons le pouvoir de soutenir activement notre système immunitaire en adoptant un mode de vie sain et équilibré.

Au fil de ce livre, nous explorerons en détail les différentes facettes de notre système immunitaire et les moyens de le renforcer. Vous découvrirez des conseils pratiques, des techniques de gestion du stress, des approches nutritionnelles et bien plus encore. Préparez-vous à plonger dans les profondeurs de votre système immunitaire et à libérer son potentiel extraordinaire pour une vie vibrante de santé et de vitalité.

# CHAPITRE 2:
# "ALIMENTATION SAINE POUR UNE IMMUNITÉ PUISSANTE: LES CLÉS D'UNE SANTÉ RENFORCÉE"

Votre assiette est bien plus qu'une simple source de nourriture. Elle est le carburant qui alimente votre corps, lui fournissant les nutriments essentiels pour soutenir un système immunitaire fort et puissant. L'alimentation joue un rôle central dans notre santé, et comprendre les clés d'une alimentation saine est essentiel pour renforcer notre immunité et vivre une vie épanouissante.

Imaginez un instant que chaque bouchée que vous prenez est un acte d'amour envers votre corps. Chaque ingrédient soigneusement sélectionné est une promesse de santé et de vitalité. Il est temps d'explorer les aliments bénéfiques qui nourrissent notre système immunitaire et de découvrir comment les intégrer de manière délicieuse dans notre quotidien.

Les fruits et les légumes colorés sont de véritables joyaux nutritionnels. Riches en vitamines, minéraux et antioxydants, ils renforcent notre système immunitaire en protégeant nos cellules des dommages causés par les radicaux libres. Les baies, les agrumes, les épinards, les poivrons et les carottes sont quelques exemples de ces super-aliments qui méritent une place de choix dans notre assiette.

Les protéines de qualité sont également essentielles pour notre système immunitaire. Les légumineuses, les noix, les graines, les œufs, le poisson et les viandes maigres sont de bonnes sources de protéines qui fournissent les acides aminés nécessaires à la construction et à la réparation des cellules immunitaires. Veillez à inclure ces aliments dans vos repas pour soutenir votre système immunitaire de manière optimale.

Les graisses saines jouent également un rôle crucial dans une alimentation équilibrée. Les avocats, les noix, les graines de chia et l'huile d'olive extra vierge sont riches en acides gras bénéfiques, tels que les oméga-3, qui réduisent l'inflammation et renforcent notre immunité. Intégrez-les dans vos plats et profitez de leurs bienfaits pour votre corps et votre esprit.

De plus, n'oublions pas l'importance de l'hydratation. L'eau est l'élément vital qui maintient notre système immunitaire en équilibre. Elle permet le transport des nutriments, l'élimination des toxines et le bon fonctionnement de toutes les fonctions corporelles. Assurez-vous de boire suffisamment d'eau tout au long de la journée pour maintenir votre corps hydraté et votre système immunitaire en pleine forme.

Enfin, il est important d'éviter les aliments transformés, riches en sucres ajoutés, en graisses saturées et en additifs artificiels. Ces aliments peuvent affaiblir notre système immunitaire et compromettre notre santé globale. Privilégiez les aliments frais, non transformés et biologiques autant que possible, pour vous assurer de bénéficier des nutriments essentiels sans les substances nocives.

Prendre soin de notre alimentation est un acte d'amour envers nous-mêmes. Chaque choix que nous faisons a un impact sur notre santé et notre système immunitaire. Faites de votre assiette une source de vitalité, de plaisir et de bien-être. Nourrissez votre corps avec des aliments sains, savoureux et nutritifs, et sentez la puissance de votre immunité se renforcer jour après jour.

# CHAPITRE 3: "L'IMPORTANCE DU SOMMEIL POUR STIMULER VOTRE SYSTÈME IMMUNITAIRE: RETROUVEZ L'ÉNERGIE VITALE"

Le sommeil, cette parenthèse enchantée où notre corps se repose et se régénère, est bien plus qu'une simple pause dans nos vies trépidantes. C'est un pilier essentiel de notre santé et de notre bien-être, et un allié puissant pour renforcer notre système immunitaire. Lorsque nous trouvons un sommeil réparateur, nous ouvrons les portes à une énergie vitale qui nous permet de faire face aux défis de la vie avec résilience et vitalité.

Imaginez une nuit de sommeil profond et paisible, où chaque cellule de votre corps est baignée dans une douce harmonie.

Votre système immunitaire est en action, réparant les dommages, éliminant les toxines et renforçant ses défenses. C'est pendant notre sommeil que notre corps se régénère, que notre système immunitaire se fortifie et que notre esprit trouve le repos nécessaire pour prospérer.

Cependant, dans notre société moderne, le sommeil est souvent négligé. Nous sommes constamment sollicités par les écrans, les responsabilités professionnelles et les préoccupations quotidiennes. Nous sacrifions souvent notre temps de sommeil au profit de nos engagements, pensant que nous pourrons rattraper le sommeil perdu plus tard. Mais en agissant ainsi, nous privons notre corps d'un élément vital pour sa santé et sa vitalité.

Le manque de sommeil affaiblit notre système immunitaire, le rendant plus vulnérable aux infections et aux maladies. Il augmente également notre sensibilité au stress, perturbe notre humeur et affecte notre capacité à nous concentrer et à prendre des décisions éclairées. En d'autres termes, le sommeil est le carburant qui permet à notre corps et à notre esprit de fonctionner de manière optimale.

Pour retrouver l'énergie vitale et renforcer notre système immunitaire, nous devons accorder une importance primordiale au sommeil. Voici quelques clés pour favoriser un sommeil de qualité :

1. Établissez une routine de sommeil : Adoptez des horaires réguliers pour vous coucher et vous réveiller, même les week-ends. Cette régularité permet à votre corps de se synchroniser et d'optimiser la qualité de votre sommeil.

2. Créez un environnement propice au sommeil : Assurez-vous que votre chambre est calme, sombre et bien ventilée. Éliminez

les sources de distraction, comme les écrans, et créez un espace propice à la détente et au repos.

3. Évitez les stimulants : Limitez votre consommation de caféine, d'alcool et de nicotine, car ces substances peuvent perturber votre sommeil. Privilégiez plutôt des tisanes apaisantes ou du lait chaud avant le coucher.

4. Établissez une routine relaxante : Mettez en place des rituels de détente avant d'aller au lit. Cela peut inclure la lecture d'un livre, la pratique de la méditation, des exercices de respiration ou un bain chaud. Trouvez ce qui fonctionne pour vous et créez une transition en douceur vers le sommeil.

5. Prenez soin de votre hygiène de sommeil : Investissez dans un matelas confortable et des oreillers de qualité. Créez un rituel d'hygiène avant le coucher, en vous brossant les dents, en prenant une douche chaude ou en pratiquant des étirements doux.

En accordant une attention particulière à notre sommeil, nous ouvrons la porte à une énergie vitale et à une santé renforcée. Retrouvez le plaisir de vous plonger dans les bras réconfortants du sommeil et savourez les bienfaits profonds qu'il apporte à votre système immunitaire. Donnez à votre corps le temps dont il a besoin pour se régénérer et soyez témoin de la transformation qui se produit lorsque vous accordez une place privilégiée au sommeil dans votre vie.

# CHAPITRE 4: "L'EXERCICE PHYSIQUE: RENFORCEZ VOTRE CORPS, RENFORCEZ VOTRE SYSTÈME IMMUNITAIRE"

L'exercice physique, cette danse envoûtante entre notre corps et notre esprit, est bien plus qu'une simple activité physique. C'est un moyen puissant de renforcer notre système immunitaire et de cultiver une santé optimale. Lorsque nous nous engageons dans une pratique régulière, nous donnons à notre corps les moyens de se défendre contre les maladies et de prospérer avec vitalité.

Imaginez-vous en mouvement, le souffle de vie traversant chaque partie de votre être. Votre corps se réveille, vibrant d'énergie et de force. Chaque mouvement est une caresse pour votre système immunitaire, lui donnant la vigueur nécessaire pour faire face aux défis qui se présentent à vous.

L'exercice physique stimule notre système immunitaire de différentes manières. Tout d'abord, il favorise la circulation sanguine, ce qui permet aux cellules immunitaires de se déplacer plus efficacement dans notre corps pour détecter et combattre les infections. De plus, l'exercice régulier réduit le stress, qui peut affaiblir notre système immunitaire. Il améliore également notre santé générale, ce qui a un impact positif sur notre immunité.

Il existe de nombreuses formes d'exercice physique, et chacune d'entre elles peut apporter des bienfaits à notre système immunitaire. L'entraînement cardiovasculaire, comme la course à pied, la natation ou le vélo, renforce notre endurance et stimule la production de cellules immunitaires. Les exercices de renforcement musculaire, tels que la musculation ou le yoga, tonifient notre corps et favorisent une meilleure fonction immunitaire.

Mais l'exercice physique ne se limite pas à l'activité physique. Il est également une occasion de cultiver une connexion profonde avec notre corps et notre esprit. C'est un moment privilégié où nous pouvons nous recentrer, nous libérer du stress et nourrir notre être dans son ensemble.

En vous engageant dans une pratique régulière d'exercice physique, vous donnez à votre système immunitaire un coup de pouce émotionnel. Vous renforcez votre confiance en vous, votre estime de soi et votre résilience mentale. L'exercice physique devient un acte d'amour envers vous-même, une manière de prendre soin de votre corps et de votre esprit.

Trouvez l'activité qui résonne avec votre être intérieur. Explorez différentes pratiques et découvrez ce qui vous apporte joie et satisfaction. Que ce soit la danse, le yoga, la randonnée en nature ou le sport d'équipe, trouvez votre propre voie vers un système immunitaire fortifié.

Il est important de noter que l'exercice physique doit être pratiqué de manière adaptée à votre condition physique et à vos capacités. Consultez un professionnel de la santé ou un entraîneur pour établir un plan d'exercice qui vous convient et vous guide vers une pratique sécuritaire et bénéfique.

Prenez le temps de vous mouvoir, de vous étirer, de transpirer et de ressentir la puissance de votre corps. Permettez à l'exercice physique de devenir une partie intégrante de votre vie, une source de force, de vitalité et de soutien pour votre système immunitaire.

# CHAPITRE 5: "GÉRER LE STRESS ET LES ÉMOTIONS: LIBÉREZ VOTRE SYSTÈME IMMUNITAIRE"

Le stress, cette force invisible qui peut envahir nos vies, a un impact profond sur notre santé et notre système immunitaire. Les émotions négatives, telles que l'anxiété, la colère et la tristesse, peuvent se transformer en un fardeau lourd à porter, affaiblissant notre système immunitaire et nous rendant vulnérables aux maladies. Il est temps de libérer notre système immunitaire des entraves du stress et des émotions négatives, afin de retrouver un équilibre intérieur et une santé florissante.

Imaginez un instant vous libérant du poids du stress, des soucis et des émotions négatives. Vous respirez profondément, sentant chaque inspiration apporter la paix et la sérénité à votre corps. Votre système immunitaire se libère de ses chaînes, prêt à se défendre avec une force renouvelée.

La gestion du stress et des émotions est essentielle pour

renforcer notre système immunitaire. Lorsque nous sommes constamment submergés par le stress, notre corps produit des hormones, comme le cortisol, qui peuvent affaiblir notre système immunitaire. De plus, les émotions négatives peuvent perturber notre équilibre intérieur et créer des blocages énergétiques qui entravent le bon fonctionnement de notre système immunitaire.

Il existe de nombreuses techniques et pratiques qui peuvent nous aider à gérer le stress et à libérer nos émotions, permettant ainsi à notre système immunitaire de s'épanouir. Voici quelques approches à considérer :

1. La méditation : La méditation est un puissant outil pour calmer l'esprit, réduire le stress et cultiver une présence consciente. Prenez quelques minutes chaque jour pour vous asseoir en silence, observez votre respiration et laissez vos pensées se dissiper. La méditation régulière peut aider à renforcer votre système immunitaire et à favoriser un état d'équilibre intérieur.

2. La respiration consciente : Prenez conscience de votre respiration et pratiquez des techniques de respiration profonde et lente pour vous détendre. La respiration consciente permet de réguler le système nerveux, réduisant ainsi le stress et renforçant notre système immunitaire.

3. L'expression des émotions : Trouvez des moyens sains d'exprimer vos émotions, que ce soit par l'écriture, la danse, la peinture ou la parole. Libérez ce qui est enfoui à l'intérieur de vous, permettant à votre système immunitaire de se libérer de l'emprise des émotions négatives.

4. La pratique du yoga : Le yoga est une combinaison d'exercices physiques, de respiration et de méditation, qui favorise

une meilleure gestion du stress et une harmonie corps-esprit. Pratiquez régulièrement le yoga pour renforcer votre système immunitaire et créer un équilibre intérieur.

5. L'activité physique régulière : L'exercice physique est un excellent moyen de libérer le stress et de stimuler la production d'endorphines, les hormones du bien-être. Trouvez une activité physique qui vous plaît et intégrez-la dans votre routine quotidienne.

6. La connexion sociale : Cultivez des relations saines et positives avec les autres. Le soutien social et l'écoute empathique peuvent contribuer à réduire le stress et à renforcer notre système immunitaire.

Prenez le temps de vous reconnecter à vous-même, de vous écouter et de prendre soin de vos besoins émotionnels. Libérez votre système immunitaire des entraves du stress et des émotions négatives, et permettez à votre corps de s'épanouir dans un état de calme et d'équilibre. Vous méritez une vie où la joie, la paix et la santé se fondent en une harmonie parfaite.

# CHAPITRE 6: "LES BIENFAITS DE LA NATURE: L'IMMUNITÉ NOURRIE PAR L'ENVIRONNEMENT"

La nature, ce berceau majestueux de vie, est bien plus qu'un simple décor. Elle est un réservoir infini de bienfaits pour notre santé et notre système immunitaire. Lorsque nous nous connectons à la nature, nous nourrissons notre être tout entier, nous harmonisons notre énergie et nous renforçons notre immunité.

Imaginez-vous entouré(e) par la beauté luxuriante de la nature. Vous respirez l'air frais, sentant les parfums délicats des fleurs sauvages. Les rayons du soleil caressent votre peau, vous apportant chaleur et vitalité. Vous vous sentez en harmonie avec le monde qui vous entoure, votre système immunitaire s'éveillant à chaque instant de communion avec la nature.

La nature offre une multitude de bienfaits pour notre système immunitaire. Tout d'abord, elle est une source inépuisable de vitamines, de minéraux et d'antioxydants essentiels à notre santé.

En nous nourrissant d'aliments frais et biologiques provenant de la terre, nous renforçons notre système immunitaire de l'intérieur.

En plus de l'alimentation, le simple fait de passer du temps en pleine nature peut avoir un impact positif sur notre système immunitaire. La pratique du "bain de forêt", également connue sous le nom de shinrin-yoku, est une méthode ancestrale japonaise qui consiste à se promener lentement et consciemment dans les bois. Cette pratique permet de réduire le stress, d'abaisser la pression artérielle et d'augmenter la production de cellules immunitaires.

La nature nous offre également l'opportunité de pratiquer des activités physiques en plein air. Que ce soit la randonnée, le vélo, la natation ou le jardinage, ces activités nous permettent de nous connecter à notre corps, de renforcer notre système immunitaire et de libérer des endorphines, les hormones du bonheur.

Mais la nature est bien plus qu'un simple outil pour renforcer notre système immunitaire. Elle est une source d'émerveillement, de calme et de réconfort pour notre être émotionnel. Lorsque nous nous immergeons dans la beauté naturelle qui nous entoure, nous laissons nos soucis s'évanouir et nous trouvons un refuge dans l'instant présent. Cela réduit le stress, libère notre système immunitaire des tensions émotionnelles et nous permet de retrouver un état d'équilibre intérieur.

Il est important de trouver des moments pour se connecter avec la nature dans notre vie quotidienne. Même de courts instants passés à observer les fleurs dans un jardin, à sentir l'herbe sous nos pieds nus ou à contempler un coucher de soleil peuvent avoir un impact profond sur notre bien-être et notre immunité.

Prenez le temps de vous reconnecter à la nature. Faites des escapades régulières dans les parcs, les forêts ou au bord de l'eau. Prenez soin des plantes et des animaux qui partagent notre monde. Permettez à votre système immunitaire de s'épanouir dans l'énergie nourrissante de la nature.

Rappelez-vous, nous sommes intrinsèquement liés à la nature. En nous reconnectant à elle, nous retrouvons notre véritable essence et nous renforçons notre système immunitaire de manière holistique. Embrassez la magie de la nature et laissez-la guider votre chemin vers une santé florissante et une harmonie intérieure.

# CHAPITRE 7: "LA PUISSANCE DE LA PENSÉE POSITIVE: CULTIVEZ UN ESPRIT SAIN POUR UNE IMMUNITÉ FORTIFIÉE"

La pensée positive, cette force intérieure lumineuse qui peut transformer notre perception du monde, est un puissant allié pour renforcer notre système immunitaire. En cultivant un esprit sain et optimiste, nous créons un environnement propice à la guérison, à la résilience et à la vitalité. Il est temps d'explorer la puissance de la pensée positive et d'ouvrir la voie à une immunité fortifiée.

Imaginez-vous enveloppé(e) par la douceur de pensées positives qui éclairent votre esprit. Vous ressentez une chaleur bienfaisante qui vous pénètre, nourrissant chaque cellule de votre corps. Votre système immunitaire s'éveille à cette nouvelle perspective, vibrant d'énergie et de vitalité.

La pensée positive a un impact profond sur notre système immunitaire. Lorsque nous cultivons des pensées optimistes et bienveillantes, notre corps réagit en produisant des endorphines, des hormones qui favorisent le bien-être et renforcent notre système immunitaire. De plus, la pensée positive réduit le stress, qui peut affaiblir notre immunité, et favorise un état d'équilibre intérieur propice à la santé.

Mais la pensée positive ne se limite pas à une simple affirmation de soi ou à un sourire forcé. C'est un véritable état d'esprit, une façon de voir et d'appréhender le monde qui nous entoure. Cela implique de cultiver une attitude d'ouverture, de gratitude et de compassion envers soi-même et les autres.

Voici quelques stratégies pour cultiver la pensée positive et fortifier votre système immunitaire :

1. Pratiquez la gratitude : Prenez le temps chaque jour de noter les choses pour lesquelles vous êtes reconnaissant(e). Cela peut être de simples moments de joie, des relations positives, ou même des leçons apprises des moments difficiles. La gratitude nourrit notre esprit et renforce notre système immunitaire.

2. Éliminez la négativité : Faites attention aux pensées négatives et aux schémas de pensée limitants. Identifiez-les et remplacez-les par des affirmations positives. Cultivez un dialogue intérieur bienveillant et encourageant, qui soutient votre bien-être émotionnel et renforce votre immunité.

3. Entourez-vous de positivité : Choisissez de passer du temps avec des personnes positives et inspirantes. Lisez des livres, écoutez des podcasts ou regardez des vidéos qui élèvent votre esprit et vous

encouragent à voir le meilleur en vous-même et dans le monde.

4. Pratiquez l'autocompassion : Soyez doux(ce) avec vous-même et traitez-vous avec bienveillance. Acceptez vos imperfections et vos erreurs, et rappelez-vous que vous méritez l'amour et le respect. L'autocompassion nourrit votre esprit et renforce votre système immunitaire.

5. Visualisez la guérison : Pratiquez la visualisation créatrice en imaginant votre système immunitaire vibrant de santé et de vitalité. Visualisez-vous en parfaite santé, plein(e) d'énergie et de vitalité. Cette pratique renforce votre esprit et crée un alignement entre votre mental et votre corps.

La pensée positive est une clé puissante pour fortifier votre système immunitaire. En cultivant un esprit sain, optimiste et bienveillant, vous créez un environnement propice à la guérison, à la résilience et à la vitalité. Permettez à la pensée positive de guider votre chemin vers une immunité renforcée et une vie épanouie.

Chapitre 8: "Les Habitudes Quotidiennes pour une Santé Durable: Un Système Immunitaire Boosté pour Toujours"

Nous voici arrivés au dernier chapitre de ce voyage vers un système immunitaire renforcé. À travers les différentes étapes que nous avons explorées, vous avez découvert des connaissances précieuses et des pratiques qui peuvent transformer votre santé et votre bien-être. Maintenant, il est temps de consolider ces acquis et d'adopter des habitudes quotidiennes pour maintenir un système immunitaire boosté pour toujours.

Les habitudes que nous cultivons chaque jour sont les fondations de notre santé à long terme. Ce sont ces petits gestes répétés qui, accumulés au fil du temps, ont un impact considérable sur notre système immunitaire. Alors, quels sont ces rituels quotidiens qui vous permettront de maintenir votre système immunitaire fort et résilient ?

1. L'alimentation équilibrée : Continuez à privilégier une alimentation saine et équilibrée. Consommez une variété de fruits et légumes frais, des protéines maigres, des grains entiers et des graisses saines. Veillez à inclure des aliments riches en nutriments essentiels tels que les vitamines C, D et E, le zinc et les antioxydants. Faites de chaque repas une occasion de nourrir votre corps et de soutenir votre immunité.

2. L'activité physique régulière : Maintenez une pratique d'exercice physique régulière. Que ce soit la marche, la course, le yoga, la danse ou toute autre activité qui vous plaît, l'important est de bouger votre corps tous les jours. L'exercice régulier renforce votre système immunitaire, réduit le stress et vous donne une énergie vitale.

3. Le sommeil réparateur : Accordez une grande importance à la qualité de votre sommeil. Assurez-vous de bénéficier d'un sommeil réparateur en créant une routine de coucher apaisante, en évitant les écrans avant de dormir et en favorisant un environnement propice au repos. Le sommeil est un élément essentiel pour régénérer votre système immunitaire et maintenir une santé optimale.

4. La gestion du stress : Continuez à cultiver des pratiques de gestion du stress qui vous aident à trouver l'équilibre intérieur. Que ce soit la méditation, la respiration profonde, le journaling ou d'autres techniques de relaxation, prenez le temps chaque jour de vous connecter avec vous-même et de libérer les tensions accumulées. La gestion du stress est une clé importante pour

maintenir un système immunitaire fortifié.

5. La connexion sociale : N'oubliez pas l'importance des relations sociales dans votre vie. Cultivez des liens positifs et nourrissants avec votre famille, vos amis et votre communauté. Partagez des moments de joie, d'échange et de soutien mutuel. La connexion sociale contribue à renforcer votre système immunitaire en vous apportant un sentiment d'appartenance et de bien-être émotionnel.

6. L'hygiène de vie globale : Continuez à prendre soin de votre hygiène de vie globale. Évitez le tabac, limitez votre consommation d'alcool et évitez les substances toxiques. Veillez à maintenir une bonne hygiène corporelle, à vous hydrater suffisamment et à prendre soin de votre environnement pour créer un espace sain qui soutient votre bien-être.

En adoptant ces habitudes quotidiennes, vous créerez un style de vie qui nourrit et renforce votre système immunitaire. Chaque petit geste compte, et ensemble, ils construisent un bouclier protecteur pour votre santé à long terme.

Je vous encourage à mettre en pratique ces enseignements dans votre vie quotidienne. Intégrez-les dans votre routine avec amour et bienveillance envers vous-même. Vous avez le pouvoir de cultiver une santé durable et un système immunitaire boosté pour toujours.

Continuez à embrasser le chemin de la santé et à incarner le potentiel infini de votre système immunitaire. Vous êtes un être extraordinaire, plein(e) de force et de résilience. Nourrissez-vous de ces habitudes quotidiennes et faites briller votre lumière intérieure, car vous méritez une vie de santé et de bonheur.

# CONCLUSION
## Une Vie en Pleine Santé: Renforcez votre Corps et votre Esprit

Félicitations ! Vous avez parcouru un voyage extraordinaire à travers les pages de ce livre, explorant les différentes dimensions de la santé et découvrant des moyens concrets de renforcer votre corps et votre esprit pour une vie en pleine santé. Vous avez pris le temps de vous plonger dans les connaissances, d'explorer de nouvelles pratiques et d'intégrer des habitudes positives dans votre quotidien. Vous êtes maintenant prêt(e) à embrasser pleinement votre potentiel et à vivre une vie rayonnante de santé et de bien-être.

Au cours de ce voyage, vous avez compris que la santé ne se limite pas à l'absence de maladie, mais qu'elle englobe un équilibre harmonieux entre votre corps, votre esprit et votre environnement. Vous avez appris que votre système immunitaire est un trésor précieux, une force intérieure qui protège, guérit et nourrit votre être tout entier.

Vous avez découvert que l'alimentation saine, l'activité physique régulière, le sommeil réparateur, la gestion du stress, la connexion avec la nature, la pensée positive et les habitudes quotidiennes sont les piliers fondamentaux pour renforcer votre système immunitaire et vivre une vie épanouissante.

Mais rappelez-vous, chère lectrice, cher lecteur, que ce livre est bien plus qu'un simple guide. C'est un appel à l'action, une invitation à transformer votre vie. La santé est un voyage continu, une danse constante entre vous-même et votre bien-être. Il peut y avoir des hauts et des bas, des défis et des moments de doute, mais souvenez-vous toujours de votre pouvoir intérieur.

Vous avez le pouvoir de créer une vie en pleine santé. Vous êtes le héros, l'héroïne de votre propre histoire. Chaque choix que vous faites, chaque pensée que vous cultivez, chaque action que vous entreprenez est un pas de plus vers une santé florissante.

N'oubliez jamais que vous méritez une vie vibrante, remplie de vitalité, de joie et d'épanouissement. Prenez soin de vous, écoutez votre corps, nourrissez votre esprit et honorez votre être unique.

Je vous souhaite le meilleur dans votre voyage vers une vie en pleine santé. Que chaque jour soit une nouvelle occasion de vous élever, de grandir et de rayonner. Vous avez tous les outils nécessaires pour réussir. Alors, avancez avec confiance, passion et amour.

Renforcez votre corps et votre esprit, embrassez la beauté de la santé et vivez une vie épanouissante. Vous êtes prêt(e) à conquérir le monde avec votre énergie vitale. Embrassez cette nouvelle aventure et répandez votre lumière partout où vous allez.

Bonne route vers une vie en pleine santé !